DES MARIAGES CONSANGUINS.

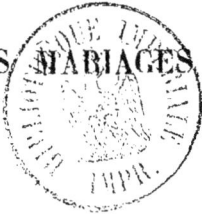

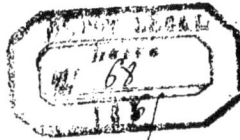

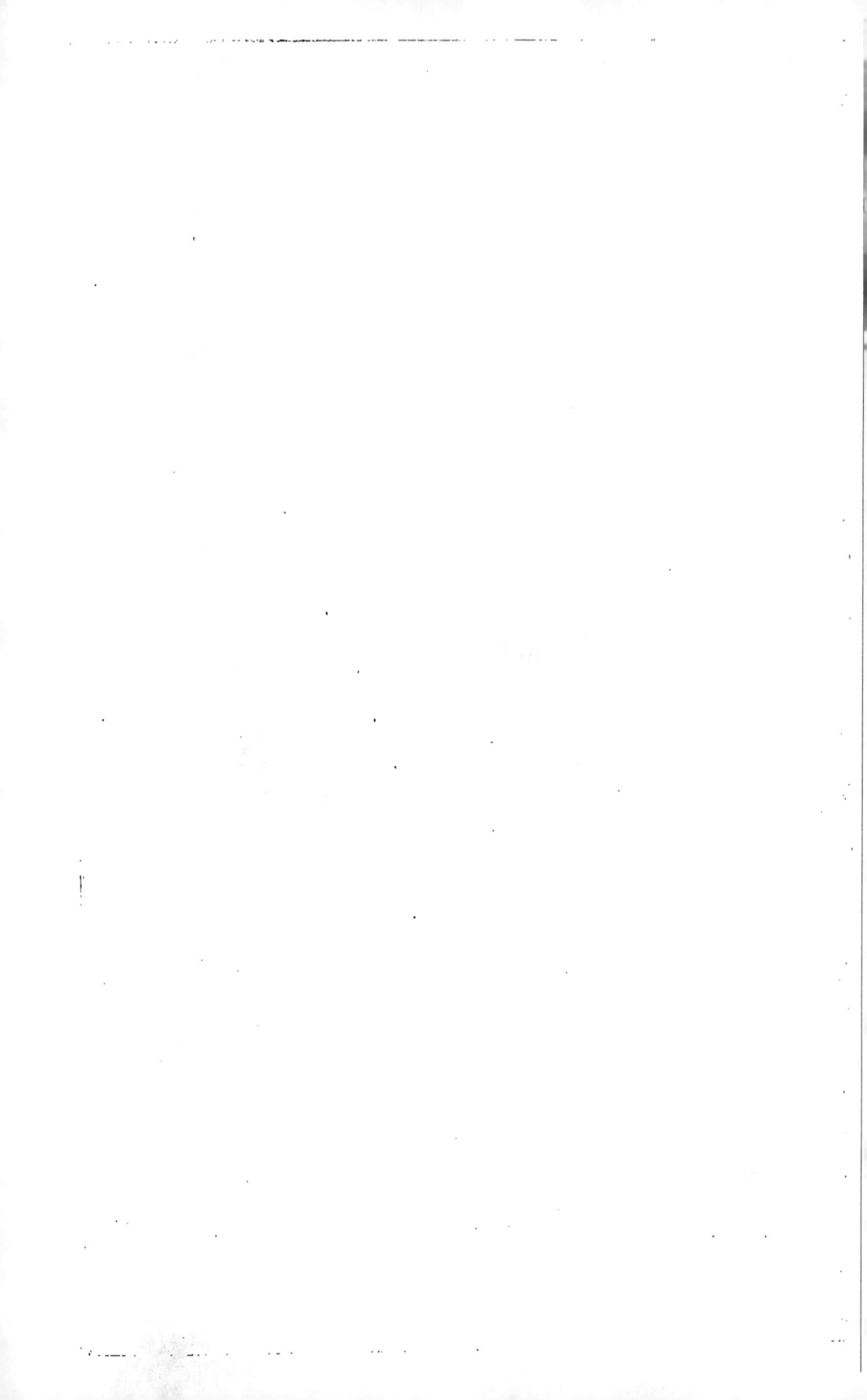

DES

MARIAGES CONSANGUINS

par

LE Dr PAUL HERVIER,

Correspondant de la Société d'Hydrologie de Paris,
des Sociétés de Médecine de Lyon, Marseille, Toulouse, Saint-Etienne,
Chambéry, Gannat, de la Société de Statistique de l'Isère,
de l'Académie impériale de Savoie, de l'Académie de Mâcon,
Médecin des hôpitaux, des salles d'asile et des orphelinats de Rive-de-Gier (Loire),
Médecin-Vaccinateur, Titulaire de trois médailles d'argent
décernées par le Ministre de l'agriculture
(Choléra, 1854. — Vaccine, 1860 et 1863), etc., etc.

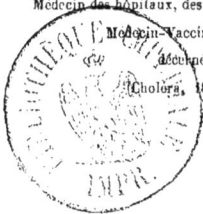

*Mémoire lu au Congrès médical de Lyon (1864) et à la Société
de Médecine de Saint-Etienne et de la Loire.*

SAINT-ETIENNE,
Imprimerie et lithographie de J. Pichon, rue Brossard, 9.

1865

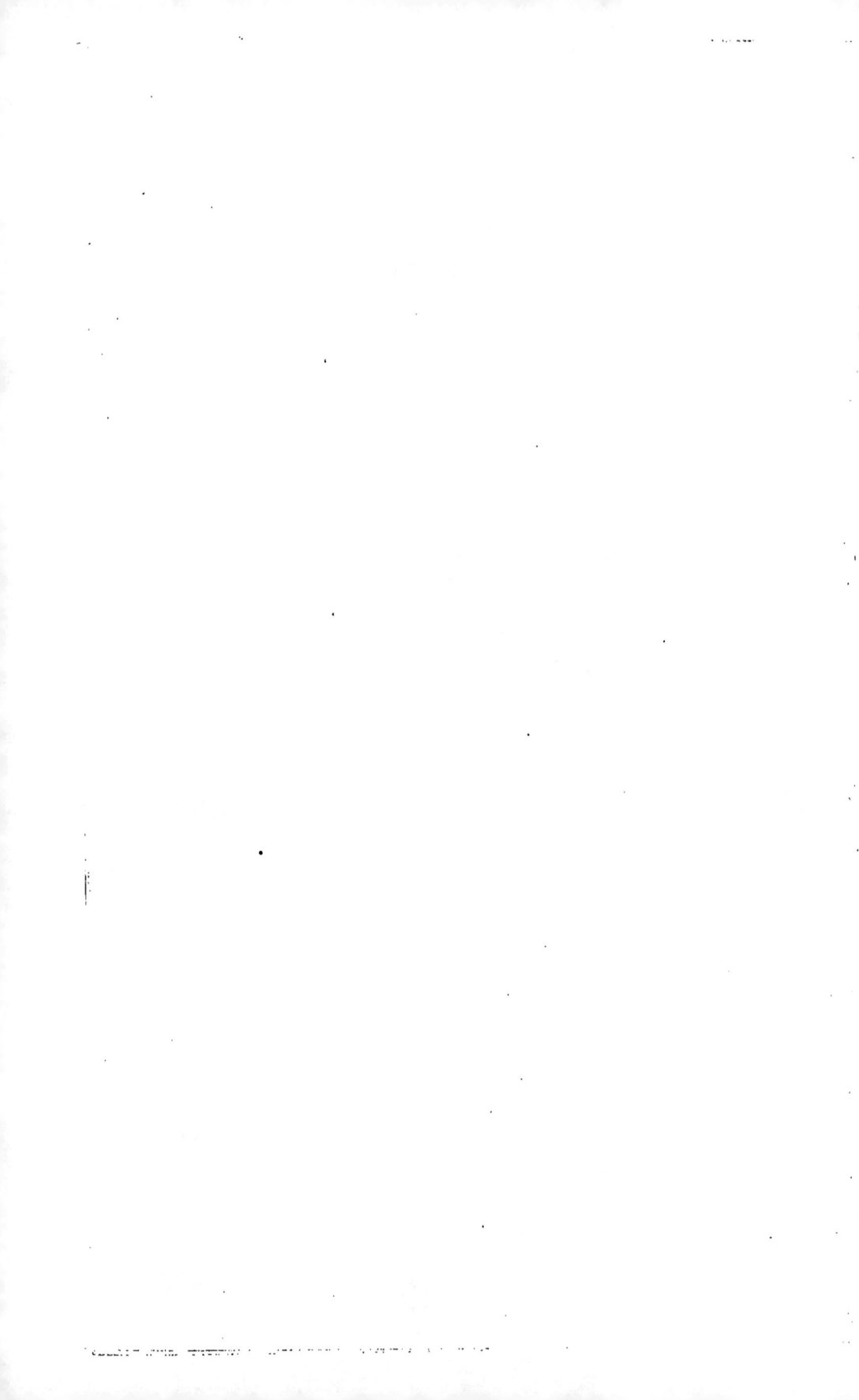

DES MARIAGES CONSANGUINS

Par le docteur **HERVIER**.

MESSIEURS,

Nous sommes à une époque où les tendances
générales visent à sortir des ornières de l'ancienne routine et poussent la génération nouvelle
dans les voies d'une science certaine basée sur
des études et des explorations sérieuses.

La science médicale, elle qui sourtout vit
par l'observation des phénomènes et des faits,
serait-elle demeurée en arrière de ce mouvement?
Non certes; et je n'en veux pour preuve que votre
présence, Messieurs, aujourd'hui dans cette
enceinte.

Il y a quelques années à peine, l'art médical,
qui était loin d'être encore une science, n'avait
pour se diriger que les études et les prescriptions
de quelques maîtres des âges passés, et même
des temps les plus anciens. Le principe d'autorité
dans toute sa force y régnait, et l'écrasant de
son poids, en dominait et en arrêtait tous les
essors personnels.

En présence de l'*Ipse dixit* de ces maîtres
révérés et considérés alors comme infaillibles,
quel disciple assez osé eut voulu élever ou sou-
tenir une opinion contradictoire? Et qui n'eut
même consenti à repousser même le témoignage
des faits, à en prétendre l'observation fausse et
erronée, plutôt que d'y reconnaître un démenti
aux affirmations d'une auguste science et une
contradiction à ses dogmes acceptés comme
sacrés et divins!

Une telle domination de la science officielle
devait donc essentiellement être un obstacle invin-
cible à toute observation privée, indépendante et
sévère, et, par conséquent, à tout progrès réel et
durable.

Aussi voyons-nous qu'à cette époque et jusqu'à
ces dernières années, la science médicale est
restée stationnaire et comme nulle, invariablement soumise aux errements de l'ancienne doctrine qui rapportaient toutes les maladies aux
mouvements désordonnés de la bile et du sang, et
les combattaient invariablement par le *purgare*
et *segnare* qui a fourni à Molière ses plaisanteries
malicieuses et caustiques, mais, nous devons le
reconnaître, non tout-à-fait imméritées de la
part des médecins de son temps.

En ce temps là, on eut vainement demandé,
même aux plus hautes sommités médicales de
l'époque, rien qui se rapportât aux études phy-

siologiques et à une hygiène véritable et rai-
sonnée. En fait de physiologie, on ne trouve chez
les plus célèbres d'entr'eux que les rêveries de
l'astrologie judiciaire, et toute l'hygiène se réduit,
soit aux aphorismes d'Hippocrate souvent con-
tredits par les révélations de la sicence moderne,
soit aux préceptes banals et un peu surannés de
l'école de Salerne.

En parlant ainsi des doctrines d'hommes encore
regardés aujourd'hui comme les princes de la
science, je suis bien loin, Messieurs, vous le
comprendrez, de vouloir déverser aucun blâme
ou aucun dédain sur leurs grands et utiles travaux, ni infirmer en rien la supériorité de leur
génie.

Cette supériorité éclate à mes yeux comme
aux vôtres, en ce que les premiers ils furent les
initiateurs de la science médicale dont leurs
observations, si incomplètes qu'elles fussent,
posèrent les bases les plus rationnelles possibles
à leur époque.

Les découvertes de leur génie furent immenses,
et elles doivent à bon droit exciter l'admiration
universelle, si l'on considère qu'elles ont eu lieu
dans un temps où l'on n'avait encore connaissance
ni de la circulation du sang, ni du mouvement et
de l'attraction des fluides vitaux, ni d'aucun des
principes qui constituent la vie organique.

Mais quelque grands que fussent ces génies,
quelque brillants que se soient manifestés leurs

essors, les lumières qu'ils ont projetées n'ont pu
dépasser le niveau de leur siècle.

Ces grands hommes ont apporté leur pierre
à l'édifice de la science universelle, ils n'ont pu le
construire en entier. Et c'est déjà pour eux une
grande et immense gloire que d'avoir réussi à en
dresser ce frontispice imposant.

A nous, Messieurs, hommes des générations
plus nouvelles, à continuer leur œuvre en nous
inspirant du plan tracé par ces devanciers
illustres, mais en rectifiant d'après les données
plus complètes de la science moderne, ce que ce
plan peut avoir encore de vicieux ou d'incomplet.

Achèverons-nous l'édifice ? Je ne le pense pas ;
mais du moins nous aurons nous aussi apporté
notre pierre ; nous aussi nous aurons préparé et
rendu plus facile le travail des générations à
venir !

Aujourd'hui la médecine, et c'est la gloire
de tout le corps médical de notre époque,
ne borne point ses observations à la recherche
de la thérapeutique ou de l'art de guérir.
Le plus grand nombre des intelligences dis-
tinguées qui en font partie, a compris que là
n'était qu'une partie de la mission assignée au
vrai médecin. Tous se sont reconnus dépositaires
de la santé des individus et des familles, non
point seulement pour la rétablir quand elle
est perdue ou compromise, mais encore et
surtout pour empêcher préventivement qu'elle ne
se perde ou se compromette.

Et j'ose affirmer que là est surtout la principale et la plus vraie comme la plus utile mission du médecin.

Espérons que, par le progrès des temps, c'en sera la plus lucrative!

Quoiqu'il en soit, c'est mûs par cette conviction, que bon nombre d'hommes distingués du corps médical, à la tête desquels s'est placé Devay, un des professeurs éminents de l'école de Lyon, et dont nous déplorons la mort récente, ont cru voir dans certains rapports des unions matrimoniales consanguines, la cause première, jusqu'ici inconnue, de diverses infirmités frappant les enfants qui proviennent de ces unions.

Cette assertion, toute nouvelle dans les doctrines médicales, et qui semblait surtout s'inspirer des dogmes abstraits d'une théologie plus spécialement métaphysique, ne pouvait manquer d'avoir de nombreux contradicteurs.

Mais elle a eu aussi ses partisans. De là l'émotion qu'elle a soulevée non seulement dans tout le corps médical, mais encore dans un grand nombre de familles.

De nombreux faits ont été invoqués pour et contre le principe. Aujourd'hui même c'est pour prononcer de quel côté vous, Messieurs, vous croyez exister la vérité, que vous vous trouvez assemblés.

Mais la cause vous paraît-elle suffisamment instruite? Je n'ose le croire.

Permettez moi donc, pour y apporter plus de clarté, et, sans me prononcer ni pour ni contre les unions consanguines, d'attirer votre attention sur divers autres vices d'un très-grand nombre d'unions conjugales, consanguines et autres, dans nos pays. Parmi ces vices, j'ai surtout à vous en signaler un, non encore observé, et bien plus funeste pourtant à mon avis, et, je l'espère, bientôt au vôtre, que toutes les consanguinités.

Car j'espère parvenir à vous démontrer que c'est dans tous ces vices et plus spécialement dans le dernier (que j'appellerai *la domination constitutionnelle de la femme*), bien plus encore que dans aucune des relations consanguines, que doit être cherchée la cause, soit des *surdi-mutités,* soit des *stérilités,* soit du *rachitisme,* soit, enfin, de toutes les altérations ou déviations organiques qui, à toutes les époques, ont dégradé et deshonoré notre espèce.

Je m'explique.

Et, d'abord, je me permettrai de vous demander, Messieurs, si vous croyez que ce soit uniquement par l'effet d'un préjugé que, chez tous les peuples et dans tous les temps, la femme a été regardée comme devant occuper dans la famille à l'égard de l'homme, un rôle subalterne et dépendant; que non seulement toutes les cosmogonies religieuses, mais encore toutes les législations des nations les plus diverses, ont sanctionné cette subordination et cette dépendance, les unes par leurs légendes relatives à la formation soit de l'homme soit de la femme, les autres par leurs institutions civiles qui toutes ont traité cette dernière comme mineure et lui ont, à ce titre, imposé la nécessité d'une tutelle et d'une direction.

Ce serait vous faire injure, certainement, que de penser qu'un fait si patent ait besoin pour vous d'aucune preuve. Tous vous connaissez, comme moi, la manière de penser de tous les peuples d'Orient. Quant aux peuples d'Occident chez qui la femme a un peu plus de liberté extérieure, il n'en existe pas un seul dont les institutions ne sanctionnent et ne maintiennent *en droit* cette minorité de la femme. Chez les anglais, nos voisins, chez les américains et chez tous les peuples de mœurs protestantes où la jeune fille jouit de tant de liberté, la vie de l'épouse n'en est que plus dépendante. En France, il est vrai, les mœurs accordent à l'épouse beaucoup de liberté, mais, heureusement, les institutions ne sont pas encore descendues au niveau des mœurs, car la vie conjugale y deviendrait impossible.

Et qui ne reconnaît que déjà, par la fâcheuse tolérance de mœurs en désaccord avec les institutions, cette vie commune du mariage est devenue dans notre pays de la plus grande difficulté, autant par la ruine qu'y apporte l'étalage luxueux inventé par les fantaisies féminines

toujours nouvelles, que par les relations légères
de tous genres qu'entraîne la nécessité de montrer
ce luxe et de jouir de l'effet produit par ses
nouvelles parures?

Contre le prétendu préjugé de tous les peuples
au sujet de l'état de minorité assigné à la femme,
on ne pourrait donc pas arguer en s'appuyant
sur la liberté de mœurs de la femme française.
Bien au contraire, on y trouverait plutôt un
argument qui montrerait combien vraie est cette
opinion universelle sur la nécessité que la femme
soit toujours mineure et dépendante, puisqu'en
dehors de cette dépendance, tous ses efforts sont
une ruine et un pas vers la destruction de
toute vie conjugale et même familiale.

Mais ici, Messieurs, ce n'est pas le point
de vue moral que je prétends faire dominer.
Parlant à une assemblée de médecins, c'est
surtout au nom de la médecine et sous le
point de vue de la santé publique que je dois
vous présenter mes observations.

Je le sais; mais peut-être reconnaîtrez-vous
bientôt que sans les lois générales conservatrices
de notre espèce, il n'est ni lacune ni solution de
continuité, et qu'entre ces lois il n'y a non
plus ni lutte ni contradiction; qu'ainsi Hygiène
et Morale se tiennent, se consolident et se
prêtent l'une à l'autre un mutuel appui,
loin qu'elles puissent jamais se trouver l'une
avec l'autre en opposition ou en antagonisme.

Ainsi ne croyez pas que je voulusse le moins
du monde arguer quoique ce soit contre

l'indépendance de la femme, même de tout
ce que je vous ai rapporté au sujet du
consentement universel de tous les peuples à
prescrire cette indépendance dans leurs religions,
leurs législations et leurs institutions de tous
genres, si je voyais dans cette prescription la
moindre iniquité, la moindre injustice à l'égard
de la femme, c'est-à-dire, si la constitution
elle-même de la femme ne réclamait essentiellement cette subordination, et si de cette
subordination ne dépendait essentiellement aussi
toute l'hygiène du mariage, disons plus, toute
la conservation de notre espèce.

Vous voyez, Messieurs, que me voilà tout-
à-fait au cœur de la question. Il ne me reste
plus qu'à prouver ces divers points.

A cette preuve je vais procéder par ordre,
en réclamant toutefois la continuation de votre
bienveillante attention pour un exposé dont
j'ose croire que vous appréciez déjà toute
l'importance.

Cependant, avant d'en venir à la démonstration directe de cette thèse, un peu nouvelle,
je l'avoue, et afin que vous puissiez donner
sans arrière pensée à cette démonstration votre
attention complète, je dois détruire d'avance
une objection qui, je n'en doute pas, s'est
déjà présentée à votre esprit et que je vois
poindre sur les lèvres du plus grand nombre
d'entre vous. Ceci vous prouvera de ma part
toute ma bonne foi, en même temps que vous

pourrez y reconnaître que je n'aborde pas mon sujet à la légère, et qu'au contraire, j'en ai d'avance bien examiné et pesé le pour et le contre, le fort et le faible.

Cette objection, la voici :

Comment prétendre l'infériorité, la minorité absolue de la femme à l'égard de l'homme (car, remarquez-le bien, Messieurs, je la prétends *absolue* de droit) quand, à toutes les époques, comme aussi de nos jours, on a vu des femmes bien notablement supérieures non seulement à leurs maris mais paulus grand nombre d'hommes de leur siècle ?

Et pour ne parler que de notre époque, est-il beaucoup d'hommes même parmi ceux d'une certaine valeur, qui oseraient prétendre, je ne dis pas une supériorité, mais seulement une égalité d'intelligence et de génie avec telles et telles femmes célèbres dont les noms, que je tais pour ne point faire de personnalités, ont été à juste titre publiés par toutes les voix de la renommée ?

Hélas ! Messieurs, la supériorité de la plupart de ces dames est malheureusement trop vraie ; je dis malheureusement, autant pour elles que pour leurs maris à qui peut-être aucune d'elles n'était destinée. Aussi la manière dont ont tourné leurs mariages ne prouve certes pas en faveur de telles unions.

Oui, je le reconnais, il y a des femmes supérieures et par le génie et par l'intelligence, (supérieures, entendons-nous, à certains hommes), mais ce n'est point à ces hommes que ces femmes doivent être unies.

Pour leur bonheur et leur moralité comme pour la prospérité et la durée de leur union, j'ajouterai même pour la fécondité régulière et normale de cette union, il faut à ces femmes supérieures des hommes plus supérieurs encore, si je puis m'exprimer ainsi.

Quelques mots d'explication vont éclaicir ma pensée.

Personne n'ignore qu'il existe dans la race chevaline des coursiers d'un sang vif et généreux. Et bien, à ces coursiers donnez un cavalier inhabile, à la volonté indécise ou à la main tremblante ou peu assurée, vous le verrez bien vite désarçonné, et, pour ce malheureux cavalier, comme pour les gens superficiels, le cheval paraîtra vicieux, méchant et indomptable. Mais qu'au contraire, un homme énergique, instruit dans l'art de l'équitation, saisisse les rênes, les tienne d'une main ferme, serrant au besoin le mors, même sans employer l'éperon, il aura bien vite dominé les folles fantaisies de sa monture qui, une fois soumise, ne tardera pas à montrer sa valeur et toutes les excellentes qualités inhérentes à sa race.

Je ne pousserai pas plus loin la comparaison. Je ne voudrais pas être accusé d'irrévérence envers un sexe que plus que personne je respecte et j'affectionne, et de qui je veux, autant que qui que ce soit, le bonheur, quoique je ne le comprenne ni ne le veuille de la même manière que beaucoup d'autres de mes contemporains.

Tombe aux pieds de ce sexe à qui tu dois ta mère.

(LEGOUVÉ).

Toutefois, pour en venir au point principal sur lequel je désire attirer votre attention, j'ajouterai que certainement à une jument de race, si vous voulez que ces qualités se reproduisent dans sa progéniture, vous n'unirez point un étalon ou fourbu ou vieilli, fut-il de même race, et encore bien moins celui qui serait de race métisse ou bâtarde.

Maintenant, pour en revenir aux femmes de génie mentionnées ci-dessus, peut-être me demanderez-vous où je trouverai des maris qui leur soient tellement supérieurs, qu'ils puissent, suivant ma comparaison, les dominer (moralement bien entendu) aussi facilement qu'un cavalier habile domine un cheval de race ?

Où je les chercherai, Messieurs, dans une constitution physique supérieure.

Ici vient naturellement l'exposé de quelques principes nouveaux qui vont me fournir mes principaux arguments, et sur lesquels je dois appeler votre attention.

Vous n'en êtes pas, je pense, Messieurs, à croire avec certains rêveurs à une égalité native de tous les hommes. Ce n'est point près d'hommes d'étude et de science, comme vous l'êtes, que le

fameux *tout est dans tout* de Jacotot trouverait
beaucoup de crédit. Vos connaissances physio-
logiques vous ont, je l'espère, trop bien fait connaître combien de différences d'organisation
peuvent se rencontrer d'un individu à un autre,
même dans une même famille et, à plus forte
raison, avec toutes les modifications que peuvent
apporter la différence de race, de climat, de genre
de vie, de développement, etc., etc.

De plus, même à défaut d'autres études,
votre expérience seule suffirait pour vous avoir
fait reconnaître que toute différence d'organisation
entraîne nécessairement une différence de per-
ception, d'intelligence, de sensibilité, d'énergie,
d'activité et de puissance.

Que ces différences constituent des supériorités
et des infériorités, c'est ce qui ne fait aucun
doute, et pour tout esprit intelligent qui pense
et qui observe, c'est une pure utopie que de
prétendre que n'importe quelle éducation puisse
arriver à combler la distance qui sépare les
unes des autres, au point de rétablir entr'elles
l'égalité.

Ce point admis, et je ne pense pas qu'on
puisse davantage le contester, il nous reste
à savoir deux choses : la première, d'où viennent
les différences qui existent entre les organisations
diverses des individus humains ; la seconde,
quelles organisations constituent des supériorités
et quelles constituent des infériorités.

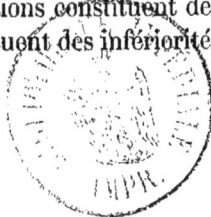

Ici, pour répondre à cette double question, et plus spécialement à la première, j'ai besoin de m'appuyer d'une théorie autre que celle de la science officielle qui, à ce point de vue, est encore incomplète et insuffisante.

Sans doute, la théorie que je vais vous soumettre, va vous présenter quelque nouveauté. Elle est nouvelle en effet. Mais comme, sans contrarier en rien la science officielle, elle la complète, en jetant une vive clarté sur des questions d'anthropologie encore obscures, parmi lesquelles celle de la consanguinité qui nous occupe aujourd'hui, je n'ai pas hésité à m'en faire l'interprète en faveur de l'auteur dont le nom est déjà connu par d'autres travaux, mais de qui cette étude surtout révèle les observations sérieuses et le travail consciencieux.

Vous en jugerez.

Au point de vue de la nouvelle théorie, l'être humain est représenté comme se composant dans sa constitution physique de *trois appareils* principaux, différents, par où se produisent dans lui *trois modes* différents de vie ou d'existence, et c'est uniquement du plus ou moins de développement ou naturel ou acquis de l'un ou de l'autre de ces trois appareils, que résulte et se produit le plus ou moins de sensibilité, d'activité, d'énergie et de puissance des diverses facultés physiques intellectuelles, morales, etc., qui se manifeste dans chaque individu et qui constitue les organisations ou puissances différentes des âges, des sexes, des tempéraments, etc., etc.

Ces trois appareils sont :

1° Un appareil *ganglionnaire* ou *lymphatique* fonctionnant en dehors de toute volonté et de toute action de l'individu (autre que celle de prendre ou d'accepter sa nourriture). Par cet appareil est produit ce que l'auteur appelle la *vie végétative*.

Cette vie qui est celle du fœtus dans le sein de sa mère, celle aussi de tout enfant en bas âge, dans les deux sexes, persiste plus ou moins à dominer, chez quelques individus, dans le reste de leur existence. Alors elle forme, avec plus ou moins de développement, ce que l'on a nommé la *constitution lymphatique*. Cette constitution ne peut exister dans l'âge adulte, surtout chez l'homme, que comme résultat d'un état morbide provenant de causes ou congéniales ou accidentelles.

2° Un appareil appelé *nervoso-spinal,* lequel se compose de l'épine dorsale et de tout le système de nerfs qui en dépend, et dont le siége réside plus spécialement dans le *cervelet* et dans la *moëlle épinière*. De cet appareil provient surtout ce que l'on a nommé la *vie sensitive,* vie qui domine principalement dans l'*adolescence* tant de l'homme que de la femme jusqu'à leur puberté, mais qui persiste plus ou moins comme état normal chez cette dernière jusqu'à l'âge où elle perd la faculté d'être mère.

Cette vie peut dominer aussi chez certains individus du sexe masculin, même après leur puberté ; elle peut même passer chez eux à l'état de constitution que l'on désigne dans ce cas du nom de constitution *nerveuse*. Mais alors elle est toujours plus ou moins la conséquence d'un état morbide dû, comme le précédent, à des causes ou congéniales ou accidentelles, et, le plus souvent, à des excès qui, par un épuisement prématuré, ont excité dans tout l'organisme de ces individus cette surimpressionnabilité nerveuse qui ne convient qu'à la femme.

3° Enfin, un appareil qui, faute d'un meilleur nom, nous avons été obligé d'appeler l'appareil *hépatico-cérébral,* se composant surtout du cerveau et de toutes ses ramifications et correspondances nerveuses étendues dans l'économie, et qui s'alimentent plus spécialement par le fonctionnement du foie et ses sécrétions biliaires. Conséquemment à cette théorie, du plus ou moins d'activité du foie et de ses sécrétions, résulte le plus ou moins d'énergie, d'activité et de puissance du cerveau lui-même, par conséquent de toutes ses fonctions d'intelligence, de volonté, de décision, de persévérance, etc., etc.

Ces qualités qui sont essentiellement mâles et viriles, étaient destinées à être uniquement l'apanage de l'homme, et encore seulement dans son plein développement, et lorsqu'il a atteint son âge mûr.

Toutefois de même que par un vice ou congénial ou accidentel, il peut exister des hommes, même

en plein développement de leur âge mûr, en
qui elles font défaut par suite d'un manque
de puissance ou d'activité du système ou de
l'appareil *bilioso-hépatico-cérébral,* de même,
en raison d'un vice semblable qui peut amener
chez certaines femmes un trop fort développement pour leur sexe du même appareil, il
pourra arriver que ces femmes possèdent quelques
unes des facultés cérébrales qui dépendent de
cet appareil, et soient douées, jusqu'à un
certain point, d'une intelligence et d'une énergie
en quelque sorte viriles. Je dis jusqu'à un
certain point ; car jamais aucune femme, de
quelque puissance de cerveau qu'elle ait été
douée par son organisation, n'a eu en plein les
facultés et qualités qui distinguent l'homme
vraiment supérieur ; je veux dire la puissance
d'abstraction, la sûreté des perceptions, la
décision et l'énergie de la volonté, etc., etc.

Chez la femme même la plus supérieure en
apparence, il y a toujours la faiblesse de sensibilité que produit la domination de l'appareil
nervoso-spinal, et jamais la supériorité de cette
femme, quelque puissante qu'en soit l'expression,
comme l'a très-bien démontré Proudhon, ne
dépasse le cadre des relations sexuelles, senti-
mentales et amoureuses avec l'autre sexe, cadre
dans lequel se circonscrit et se renferme toute
la vie de la femme de n'importe quelle com-
plexion et à quelque hauteur que semble
s'élever son intelligence.

Par sa constitution donc, tout homme parvenu

à l'âge viril, devrait être en état de dominer toute femme par la précision de son intelligence et par l'énergie de sa volonté. S'il n'en est point ainsi, cela tient à ce que, comme nous l'avons dit plus haut, la constitution de beaucoup d'hommes se trouve altérée, soit par des causes congéniales, soit par des causes accidentelles.

Le moment est venu de faire connaître les unes et les autres.

Seulement nous ferons observer que, primitivement, ça été de causes accidentelles que sont nées par la suite les diverses détériorations congéniales de notre espèce.

Nous devons donc commencer par indiquer quelles ont d'abord été les causes accidentelles de cette détérioration.

Parmi ces causes, nous trouvons, en premier lieu, l'union d'hommes et de femmes d'un âge ou prématuré ou disproportionné.

De trop jeunes époux, encore dans leur adolescence, ne donneront à leurs enfants que des fibres sans vigueur. De là, dans ces enfants, pour toute leur vie une prédominance, soit de l'appareil *ganglionnaire* ou *lymphatique*, principe de la vie *végétative* de l'enfance, soit de l'appareil *nervoso-spinal,* surtout à la suite d'un épuisement précoce des parents, par où ces enfants resteront en proie, toute leur vie, à un excès maladif de sensibilité nerveuse qui, même avec le sexe masculin, leur constituera un rôle de femme, privé à la fois de décision, d'activité et d'énergie,

et toujours soumis et *passif* à toutes les impres-
sions extérieures.

Pour ce qui est des rapports entre époux d'un
âge trop disproportionné, soit d'un vieillard
avec une trop jeune fille, soit (ce qui est encore
plus mauvais), d'une femme déjà mûre avec
un tout jeune homme, comme dans ces divers
cas de telles unions le plus souvent entachées
de violence, se font *sans attraction,* et souvent
même avec des répulsions invincibles au moins
de la part d'un des époux, il n'y a peut-être
rien qui s'oppose davantage à la production
d'enfants sains, vigoureux et de bonne conformation.

De plus, comme les enfants nés dans de pareilles
circonstances, ont rarement l'amour de leurs
parents, ils vivent le plus souvent abandonnés,
privés de caresses et de soins. De là un arrêt
et un manque de développement équilibré des
diverses parties de leur organisme, par quoi,
chez les uns prédominera le plus souvent le
système osseux aux dépens de l'appareil musculaire, d'où le lymphatisme, le *scrofulisme,* le
rachitisme, etc.; et chez les autres, quelquefois
le système musculaire aux dépens de la vie
cérébrale, d'où l'idiotie et l'imbécilité.

De là, comme conséquence et par suite de
la mollesse et du peu d'énergie de leur caractère,
pour de tels enfants, le manque d'initiative qui
signalera toute la conduite de leur vie, et qui
nécessairement les assujétira, même dans leur

virilité et leur âge mûr, à subir constamment
comme des enfants, dans un rôle subalterne,
l'impulsion et la direction bonne ou mauvaise
de caractères plus complets et plus énergiques.

Ainsi s'est détruite dans l'origine la première
égalité native des hommes ; ainsi s'est introduite
dans les relations des uns avec les autres, la
domination de quelques uns sur tous les autres.
Et, comme on le voit, c'est à la violation de
la loi de liberté et d'harmonie des unions conjugales, que doit être attribuée la première cause
tant de la viciation de notre espèce que de
l'introduction de toute inégalité des mêmes
âges, etc., etc.

Avant cette époque, il ne devait y avoir de
subalternes dans la famille que :

1° *La femme* à l'égard du père ; nous avons
vu que cette subalternité de l'autre sexe tient
essentiellement à sa constitution ;

2° *Les enfants et les adolescents* jusqu'à leur
puberté à l'égard du père et de la mère, et c'est
encore leur constitution, non suffisamment déve-
loppée, qui leur impose cette subordination ;

3° Enfin, *les plus jeunes à l'égard des plus
âgés,* toujours par suite de leur constitution,
mais sous la conduite et la surveillance de leurs
parents, et en vue d'empêcher toute violence,
toute dureté ou toute injustice des plus forts
à l'égard des plus faibles.

Tels étaient donc primitivement, tant dans la
famille que dans la société, les subalternes

naturels. Mais, une fois l'équilibre rompu par les diverses causes que je viens de mentionner, on vit cette anomalie de femmes de constitution plus vigoureuse et de caractère plus ferme et plus énergique que celui de certains hommes, (toutefois sans aucune virilité vraie) et avec qui pourtant des relations de voisinage, des convenances apparentes de position, leur firent quelquefois contracter des unions. On vit de même nés de mêmes mères mais de pères différents ou *vice versâ,* des cadets mieux doués que leurs aînés, des fils même supérieurs à leur père, etc., etc.

Toute l'harmonie des relations humaines se trouva dès lors renversée, et la plupart des rôles intervertis. Les types même se détériorèrent. On vit des femmes reproduire par leur constitution les formes musculeuses et viriles et les goûts rudes et grossiers de notre sexe, tandis que des hommes naissaient avec une organisation délicate et sensitive et des goûts tout-à-fait féminins.

Des unions contractées dans de semblables conditions et toujours sans attraction, naquirent, comme nous l'avons déjà indiqué, des enfants plus ou moins difformes et avec des caractères ou vicieux ou fantasques. De là, dans les familles et même dans toutes les relations sociales, des discordes, des querelles et des luttes interminables au milieu desquelles les individus, mécontents d'eux-mêmes, réagirent de plus en plus les uns sur les autres; les plus forts opprimant les plus faibles, et les plus faibles réagissant à leur tour le plus qu'ils le pouvaient contre les plus forts. De là, la nécessité pour les uns et pour les autres de se *galvaniser* la vie (ainsi détournée de sa vraie voie de développement et de bonheur), par des jouissances excentriques, par des excès et des orgies de toutes sortes, où périrent de plus en plus, soit la puissance virile des hommes, soit la sensibilité organique et native des femmes, soit l'harmonie des rapports des uns avec les autres, soit, enfin, la vitalité et la bonne conformation des enfants nés de leurs unions devenues, le plus souvent, des accouplements brutaux avec les emportements et les formes de la bestialité, souvent au milieu de maladies et d'inflammations de l'organisme et dans des conditions essentiellement répugnantes à la nature, quand elles ne lui étaient pas tout-à-fait contraires.

Ne cherchons donc pas ailleurs, comme nous l'avons dit, la cause première de toutes les contagions et autres maladies hideuses qui, à toutes les époques, ont deshonoré notre espèce, et n'hésitons pas à croire que c'est dans les enfants nés de parents placés dans de si funestes conditions, qu'ont pris leur première origine, avec ou en dehors de toute consanguité, toutes les déviations et détériorations organiques, dont la propagation à la longue a amené la déchéance et la dégradation même de la race.

Mais au nombre de ces causes et comme l'une

des principales et des plus fâcheuses, j'ai signalé *la domination constitutionnelle de la femme.*

Je dois un peu préciser cette question à cause même de sa nouveauté, car je ne crois pas que personne jusqu'à ce jour ait pensé à trouver dans cette domination autre chose qu'un vice ou un inconvénient moral, et ait jamais songé à y trouver une des causes de déchéance de la race. C'est cependant ce qui existe. Cette démonstration me sera facile, et je peux la résumer en peu de mots.

Par tout ce qui précède, il vient de vous être prouvé d'abord, que par sa constitution normale et native qui la fait sourtout dépendante du système *nervoso-spinal,* et par conséquent *passive* aux impulsions de la sensibilité, la femme est réellement, d'un degré, inférieure à tout homme de constitution régulière et normale, cette constitution entraînant un développement bien plus complet chez l'homme que chez la femme, de l'appareil que nous avons nommé *bilioso-hépa-tico-cérébral,* et par conséquent des puissances intellectuelles et *volitiles* du cerveau, et douant ainsi le premier de toutes les facultés par lesquelles il devra et pourra essentiellement dominer et diriger la femme qui, vainement, voudrait se soustraire à cette domination et à cette direction.

Vous avez vu également comment, à la suite de la violation des rapports harmoniques d'âge, de constitution, etc., à observer dans les rapprochements conjugaux des deux sexes, de même que des excès divers ou des circonstances anor-

males dont avaient été accompagnés ces rapprochements, comment, dis-je, avaient pu naître du
côté des femmes de constitution en apparence
virile, de même que des hommes de constitution
réellement appauvrie, énervée, et en quelque
sorte moins que féminine, ce qui vous a expliqué
comment il pouvait se rencontrer des hommes
inférieurs même à des femmes.

Et bien, dans l'union de tels hommes avec de
telles femmes, la femme ne fera-t-elle pas évidemment prédominer sa personnalité, et cette
dominance ne devra-t-elle pas affecter les enfants
qui naîtront de ces unions et qui, dans ce cas,
ou seront plus spécialement des filles qui repro-
duiront la constitution puissante ou *hommasse* de
leur mère, ou, s'il en naît quelques garçons sous
l'influence de quelque amour ou sentiment vrai
(du moment de la mère à l'égard du père), quelque vigoureux extérieurement qu'ils puissent être,
ils seront toujours au physique du type *déprimé*
et comme aplati dans les formes même extérieures
de la face et de la boîte osseuse ; et, au moral,
tenant surtout de leur mère qui, comme la plus
belle fille du monde, *ne peut donner que ce
qu'elle a,* ils n'auront que des caractères ou faibles et indécis et variables, sans vigueur, sans
énergie, sans volonté et sans virilité vraie, facilement influençables pour le bien comme pour le
mal par toute volonté puissance ; ou dominés
follement, le plus souvent à leur propre préjudice,
par toutes les attractions et toutes les fantaisies
les plus irréfléchies de leur sensibilité.

D'autres, tenant à la fois du père et de la mère, présenteront un extérieur qui pêchera dans l'harmonie de son ensemble : des traits féminins et d'une apparence régulière s'y rencontreront à côté de traits masculins ou grossiers, et il en résultera une physionomie d'un aspect louche ou faux, mais toujours lourde, disgracieuse et manquant d'aisance et de naturel. Et, généralement, le caractère de tels enfants reproduira les mêmes anomalies, les goûts fantasques ou légers de la femme réunis avec des aspirations graves et sérieuses, mais dont le défaut de volonté et de persistance empêchera toujours la réalisation ; par quoi se trouveront entravés plus tard, pour ces enfants devenus hommes, tous leurs succès dans la vie sociale.

Je ne puis pas, Messieurs, m'étendre ici sur ce sujet, comme je le désirerais et comme le mériterait son importance. Qu'il me suffise, pour le moment, de vous l'avoir indiqué et d'y avoir attiré votre attention.

Et ne croyez pas que j'aie voulu moi-même faire de la fantaisie, en imaginant ces résultats à l'appui de la théorie ci-dessus.

J'ai à ma connaissance un très-grand nombre de familles, dans Lyon même, dans la ville de Rive-de-Gier que j'habite, et dans diverses autres localités où je me suis trouvé et où, voyant des enfants d'un aspect fâcheux et dépourvu de grâce, nés de parents même beaux extérieurement, je cherchais vainement à m'expliquer la cause de cette dégénérescence dans leur descendance, jus-

qu'à ce que mis, enfin, sur la voie par les écrits
et les communications de l'auteur même dont je
vous ai parlé, de toute cette théorie que je viens
de vous présenter, j'ai vu par l'examen des constitutions du père et de la mère que, réellement,
dans tous ces cas, il y avait supériorité du côté
de la mère.

Plus tard, de nouvelles observations fréquentes
et sérieuses, m'ont mis à même de reconnaître
que, toujours, quand il y avait une supériorité
notable de la constitution de la mère sur celle du
père, l'enfant ou les enfants, principalement les
garçons, reproduisaient quelque chose du type
disgracieux signalé plus haut, de même que des
caractères moraux atteints des mêmes vices.

Quelques cas se sont présentés, à Rive-de-Gier,
de jeunes filles ou de femmes ayant eu des enfants
de plusieurs pères. Les premières (très-souvent
des enfants d'amour), et, par conséquent, nés
d'hommes de constitution supérieure, car la
femme non encore pervertie par la coquetterie ou
par le besoin, ne se laisse guère séduire que par
ceux-là. — Les premiers, dis-je, de ces enfants
étaient généralement de type régulier et gracieux;
les autres, au contraire, étaient nés le plus souvent
de mariages ou de liaisons amenés par les besoins
du luxe ou d'une nécessité pressante, et aussi
d'hommes de nature peu délicate, souvent gros-
sière et constitutionnellement inférieure à celle
de la femme. Aussi existait-il entre ces enfants
et les premiers des différences notables, et, le
plus souvent, le manque de toute valeur et l'ab-

sence de toute qualité aimable tant au physique qu'au moral, m'ont paru être ce qui caractérisait assez fâcheusement les derniers venus.

Qui sait si là, bien plus encore peut-être que dans n'importe quelle influence des climats, n'est pas la première origine de la nombreuse diversité des *races* qui se rencontrent aujourd'hui dans notre espèce, et parmi lesquelles un grand nombre sont loin de briller par le beauté et l'élégance du type, non plus que par l'amabilité des qualités sociales ?

Et encore jusqu'ici n'ai-je parlé que des conséquences des unions entre des hommes et des femmes que j'ai supposés de constitutions physiquement saines quoique de nature déviée et anormale au point de vue des rapports conjugaux. Que sera-ce donc si l'un des époux ou tous les deux sont de constitution viciée et morbide dans quelques uns de leurs organes ? Evidemment alors les enfants qui en naîtront ne pourront que reproduire en en multipliant la faiblesse et l'impuissance dans quelque portion de leur organisme, ces vices et cet état morbide de la constitution paternelle ou maternelle. De là les cas de *surdi-mutité, de rachitisme, de stérilité, de polydactylie* et autres anomalies que l'on a attribué, bien à tort, à l'influence de la consanguinité, puisque ces cas ne se rencontrent point uniquement dans les alliances consanguines, et qu'il n'est pas rare, au contraire, de les rencontrer en grand nombre dans des unions non consanguines.

Mais dira-t-on, c'est dans les unions consanguines qu'on les rencontre en plus grand nombre
et la statistique qui, à ce qu'ils prétendent,
donne raison sur ce point aux anti-consanguinistes, met ceux-ci en droit, dit-on, de conclure
que certainement la consanguinité est pour quelque
chose dans leur production.

La conséquence n'en est pas directe ; car
il faudrait pour cela, au moins, que toutes les
unions entre consanguins produisissent quelqu'un
des fâcheux résultats attribués à la consanguinité. Ce qui est bien loin d'avoir lieu, et je ne
pense pas qu'aucun anti-consanguiniste veuille
pousser son affirmation jusque-là ; les faits l'au-
raient trop vite démentie ; ne peut-on opposer à
une pareille allégation que la plupart des mariages
des peuples orientaux, chinois, indiens, persans,
arabes, etc., presque tous contractés plus ou
moins (dans le peuple surtout) dans les conditions
de la consanguinité, et même parmi nous ceux
des juifs, des basques, des bretons, etc., dont
les types sont restés jusqu'ici les plus purs
et les plus corrects de tous les peuples et de
toutes les races, du moins parmi ceux qui
ne se sont point alliés aux races mélangées,
bâtardes et détériorées de nos climats.

Et, sans aller si loin chercher des preuves
propres à innocenter la consanguinité, je pourrais
citer, sous mes yeux, dans la petite ville de
Rive-de-Gier, où j'habite, et dont je vous ai
déjà parlé, ville d'à peine 15,000 âmes, plus
de vingt unions entre consanguins dont les enfants,

généralement tous vivants, présentent la plus belle constitution et la santé la plus florissante. J'ai rencontré **25** cas de stérilité, **12** de surdi-mutité, **3** de polydactylie chez des ménages croisés.

Que l'on suppose dans le même nombre de **15,000** âmes de toutes les autres localités, un pareil nombre d'unions consanguines dans les mêmes conditions, et l'on verra ce que peuvent signifier les six cents cas environ invoqués à l'appui de la doctrine des anti-consanguinistes, sur le danger des unions faites dans les conditions de parenté qu'ils réprouvent.

Maintenant, si je voulais à leur affirmation opposer le grand nombre de cas de surdi-mutité et autres anomalies organiques qui se sont produites dans des unions non consanguines, et qui, de l'aveu du Directeur lui-même des Sourds-Muets de Lyon (qui a bien voulu m'envoyer cette attestation écrite) s'élèvent aux trois-quarts de la totalité, soit **75** %, des individus de ce genre placés sous sa direction, ne sera-t-on pas forcé de convenir que la réprobation de la consanguinité n'a plus aucune valeur, et que c'est évidemment à d'autres causes qu'il faut attribuer et demander le principe de toutes les détériorations et dégénérescences qu'on lui attribue ?

Ces causes, je pense vous les avoir suffisamment fait reconnaître, grâce aux lumineux et excellents principes de la nouvelle théorie anthropologique qui, la première, a permis de les découvrir.

Et c'est, grâce à ces mêmes principes, que vous avez pu entrevoir que celle que j'ai appelée la *domination constitutionnelle de la femme* dans les unions conjugales, n'en était pas la moins préjudiciable et la moins funeste.

En ce qui concerne cette dégénérescence dans les cas de la consanguinité, il n'y a pas assez longtemps que je m'occupe de la nouvelle théorie pour avoir pu vérifier encore *expérimentalement* sous ce dernier point si les cas anormaux de surdi-mutité, etc., attribués à ce genre d'alliance, proviennent précisément de mariages contractés dans les conditions fausses que je viens d'indiquer et, notamment, d'unions où la femme est trop supérieure à son mari né lui-même de parents déjà dans les mêmes conditions.

Aussi ne l'affirmé-je pas pour ces cas *comme fait absolument prouvé.* Je me borne seulement à en indiquer la *possibilité,* en sollicitant pour l'avenir toute votre attention sur ce point. Mais je n'hésite pas à penser que l'expérience ne viendra pas à l'encontre de la théorie, démentir aucune de mes prévisions.

Concluons :

1° *Il n'y a pas lieu à blâmer les unions consanguines ni à attribuer à la consanguinité* la cause des cas de *stérilité,* de *surdi-mutité,* de *polydactylie,* de *rachitisme,* etc., *invoqués contre elle,* puisque, d'un côté, ces cas se rencontrent également dans un très-grand nombre d'unions non consanguines, et que, d'un autre côté, de nombreuses unions consanguines existent sans présenter ni dans les époux ni dans leur descendance, aucune de ces infirmités ;

2° Etant donné comme cause bien plus prochaine de toute stérilité ou de toute détérioration organique de notre espèce, le manque de rapport harmonique entre les constitutions, les tempéraments, les âges, le développement physique, intellectuel et moral, etc., des individus destinés à contracter ensemble union, et ce manque existant surtout et avec des conséquences encore plus fâcheuses dans les unions *où la femme est constitutionnellement supérieure à l'homme,* non seulement *il y a lieu,* mais *il est urgent,* pour prévenir toute cette dégénérescence, *que la science officielle* dirige à l'avenir et prochainement ces recherches vers ce double point ,savoir :

D'abord, et en premier lieu, quelle nature de dégénérescence spéciale résulte des unions où la femme est plus ou moins supérieure à l'homme par sa constitution.

Et, en second lieu, quelle nature aussi de rapports conjugaux entre les constitutions, les tempéraments, les âges, etc., se montre plus spécialement contraire et nuisible à la conservation et au développement normal et régulier de notre espèce, au moins sous le point de vue physique et physiologique.

Pour que cette solution une fois trouvée, d'un côté, soit immédiatement portée à la connaissance du public et des familles, et de l'autre, serve

désormais à guider les études et toute la pratique
médicales ;

3° Ces recherches, permettez-moi de vous le
dire ici, Messieurs, en finissant, et après vous
avoir remercié de votre bienveillante et longue
attention, me paraissent pouvoir être aidées sin-
gulièrement par les divers travaux et écrits déjà
publiés et à publier de mon ancien maître et
ami le professeur M. Emile Bertrand, l'auteur
(que je devais vous nommer) d'un grand nombre
des appréciations dont j'ai accompagné l'exposé
de ses nouveaux principes.

Quoique jusqu'ici M. Bertrand n'ait pas encore
été directement rattaché au corps médical, je
m'empresse et je suis heureux de reconnaître
que c'est autant à la lecture de ses écrits qu'à
ses bienveillantes communications orales, que
j'ai dû tous les points de vue nouveaux sous
lesquels j'ai pu, à propos de la consanguinité, vous
présenter toute la question anthropologique et
ethnographique.

C'est donc autant par conviction que par
reconnaissance, que j'appelle sur cet auteur et
sur tous ses travaux, Messieurs, votre attention et
votre faveur, ainsi que celle de tous les hommes
d'intelligence sérieuse et de progrès véritable et
scientifique.

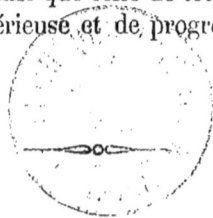

www.ingramcontent.com/pod-product-compliance
Lightning Source LLC
Chambersburg PA
CBHW071409200326
41520CB00014B/3353